Albane Alard

Le mystère de Valentin

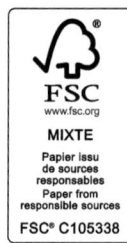

©Albane Alard ISBN : 9782322408122
Dépôt légal : Avril 2022 – Achevé d'imprimer en Allemagne

Édition : BoD – Books on Demand
12/14 rond-point des Champs-Élysées, 75008 Paris
Impression : BoD - Books on Demand, Norderstedt, Allemagne

Le code de la propriété intellectuelle interdit les copies ou reproductions destinées à une utilisation collective. Toute représentation ou reproduction intégrale ou partielle faite par quelque procédé que ce soit, sans le consentement de l'auteur ou de ses ayants droit ou ayants cause, est illicite. Et, constitue une contre façon sanctionnée par les articles : L 335-2 et suivants, du Code de la propriété intellectuelle. »

J'ai choisi de créer ce petit livre tel un manuel d'explications des **Émotions**.
Écrit il y a plusieurs années puis enfermé dans un tiroir... en sommeil.
Et un jour, le déclic... Je me suis dit : « je peux le faire »... « je vais le faire »... et le voilà !

J'ai été souvent démunie face à des enfants qui avaient des difficultés émotionnelles dans le cadre de ma profession d'Assistante Familiale, mais aussi avec mes enfants.
C'est à travers un moment de partage entre un petit garçon Valentin et sa Maman que nous pourrons percevoir la définition de l'émotion et le processus naturel de libération. C'est un livret instructif qui s'adresse à la fois aux adultes et adolescents.
Les illustrations à colorier vous offre la liberté de vous imprégner un peu plus sur le sujet et de laisser l'enfant, encore en vous, s'exprimer.
Cette histoire peut également se partager en famille avec l'intention d'apprendre, de s'ouvrir, de s'exprimer, chacun à sa manière, sur ses idées personnelles, ses ressentis, ses sensations, ses besoins... autour des émotions.

Le sujet qui nous concerne tous et toutes et ce, peu importe l'âge. Il n'est pas toujours facile de les comprendre et d'en parler. Je pense que c'est une éducation à faire. Être à l'écoute de nos émotions permet naturellement d'être à l'écoute de celles de nos enfants, les autorisant ainsi à s'exprimer. C'est donc bien un apprentissage que de les accueillir avec bienveillance (au lieu de les taire). Cela permet une plus grande connaissance de soi, de nos besoins et d'accéder à un processus de libération des différents signaux corporels (crispations, douleurs…)

C'est ma vision que j'ai développée dans cette histoire. Elle est inspirée et réalisée avec plaisir, créativité grâce à Valentin et Lily-rose (mes enfants), mes expériences, mes formations… et, évidemment, à l'aide de ma sensibilité.

Je sais bien qu'il existe une quantité de livres très sympas sur les émotions, mais je crois aussi à celui-ci.

Notre vie intérieure peut être un grand mystère, dans celle-ci il y a bien des choses secrètes qui se cachent et qui peuvent nous être dévoilées, à nous-mêmes, dans l'instant présent.

Ce livre est également destiné aux enfants qui pourront également colorier et, pourquoi pas, ajouter leurs fantaisies.

Alors je vous propose cette histoire avec devinez quoi ? Eh oui… beaucoup d'émotions.

La peur en est une et pourrait justifier de la laisser enfermée dans le fond du tiroir… Alors, oui, je l'écoute et j'ose la dépasser, car je suis en sécurité et j'ai la joie de vous la partager.

Je vous souhaite, à vous adultes, à vous parents, de vous connecter à cette part enfantine encore en vous en racontant cette histoire aux enfants. Quel plus joli cadeau que de réveiller cet « enfant intérieur » spontané, en joie, en jeu, en créativité… capable de s'exprimer naturellement dans le moment présent avec authenticité et plaisir.

J'ai édité mon premier livre en 2021, « L'Odyssée de Lily ». L'aventure rebondissante d'une petite fille de 6 ans. Une petite histoire inspirée par ma fille, Lily-rose, que vous pouvez retrouver en vente en ligne sur BOD, Amazon…

INSTAGRAM : alardalbane

Merci à ceux et celles qui croient en moi, qui m'accompagnent et m'encouragent pour que ce livre fasse son chemin jusqu'à vous lecteurs.
Merci à Chrystelle Barthe pour son soutien.
Merci à Marie André, autrice, pour sa lecture, ses conseils, son temps, ses corrections...
Merci à Patricia Panneullier, autrice et correctrice de manuscrits, qui m'aide et m'assiste afin de concrétiser les projets qui me tiennent à cœur et bien plus encore.

Quelles couleurs pourraient avoir vos émotions ?

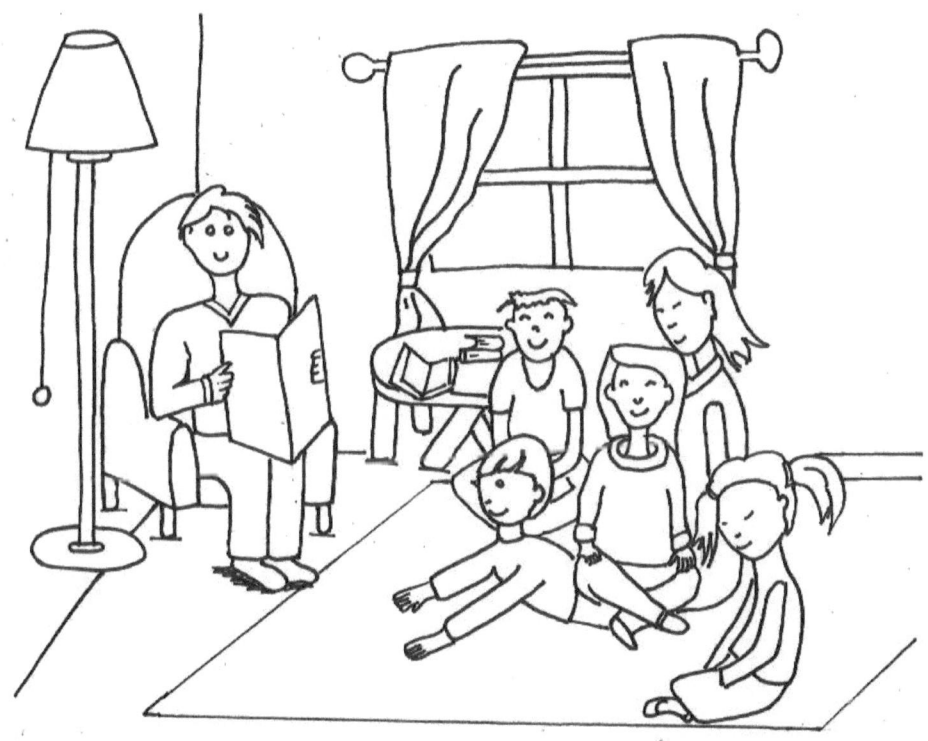

À vos crayons...

C'est l'histoire d'un enfant tout juste âgé de six ans.

Ce jeune garçon, Valentin, avait les cheveux mi-longs blonds, de légères boucles dorées toujours en bataille. C'était un enfant plutôt calme, réfléchi, mais d'un tempérament audacieux. Il savait toujours ce qu'il voulait, cela pouvait, parfois, le rendre entêté. Il était curieux et avait besoin de tout savoir, d'analyser, de réfléchir... Son Papa et sa Maman, très patients, étaient très à l'écoute de Valentin qui les sollicitait perpétuellement pour savoir le sens de tout ce qui existe. Même si parfois les explications pouvaient le rendre boudeur, sa jeunesse ne lui permettant pas toujours de comprendre, il pouvait, dans ces moments-là, vivre la frustration.

Amélie, son arrière-grand-mère, admirait beaucoup Valentin pour ses capacités de compréhension, son désir de vouloir toujours tout approfondir, mais également pour sa manière de s'exprimer. Elle disait de longue[1] : « c'est un garçon très brillant ». Elle portait un regard d'amour et de fierté sur lui. Amélie l'observait de longs moments quand il jouait aux voitures « Majorette » sur le tapis. D'ailleurs, ce

---

[1]De longue : en permanence, constamment en provençal

rectangle vert au sol était peluché d'usure à force de déplacer, de garer les véhicules rouges en épi ou de leur faire faire la course. Qui allait gagner entre la voiture de la Poste et le camion de la Mairie ? Même les marques de routes, dessinées auparavant, s'étaient effacées.

Tout semblait le stimuler. C'était, sans équivoque possible, sa nature observatrice et sa sensibilité qui l'animaient. Il aimait beaucoup regarder les fourmis, ces insectes qui vivent en colonie et sont très travailleurs. Elles avaient d'ailleurs, une nuit de printemps, volé à Papa toutes les graines qu'il avait semées à la volée pour faire pousser une jolie pelouse autour de la piscine. C'était très rigolo pour Valentin, mais pas pour Papa qui était en colère le matin au réveil.

Ce même jour, un événement important se préparait. C'était l'anniversaire de Mamie. Valentin voyait tout le monde s'activer pour préparer la table et se mettre sur son trente-et-un.

Valentin, dans le dressing de Papa et Maman, avait donc décidé, pour l'occasion, de mettre le pull bleu qu'Amélie lui avait tricoté de ses petites mains.

Il se regardait dans le miroir comme si c'était la première fois… Surpris par le reflet, la curiosité le fit s'approcher de celui-ci. Son visage était étonné. À mesure qu'il avançait vers cet étrange et immense cadre, ses yeux grossissaient de stupéfaction. C'est alors qu'il effleura la surface froide avec son nez, ceci le fit immédiatement reculer. Rassuré, Valentin se décala tout d'abord sur le côté jusqu'à ne plus rien voir. C'était une intrigue qui se révélait exaltante et amusante.

Une découverte encore une fois stimulante pour ce jeune garçon qui l'incita à grandir encore plus, levant puis baissant les épaules tout en gonflant le torse et même à s'étirer pour être encore plus grand, les bras en l'air et les index tournés vers le plafond. Valentin se mit à rire tout en recommençant encore, encore et encore.

Il avait d'ailleurs des éclats de rire si contagieux que même ses copains d'école s'éclataient, se tordaient de rire en l'entendant.

Puis lui vint l'idée de se placer derrière le miroir. Il ne se passa rien…

Ennuyé, il retourna donc en face pour y faire des grimaces affreuses, tirer la langue, faire des bruits monstrueux… Cette rencontre avec lui-même dura bien une bonne heure.

Tout d'un coup, Valentin se figea, immobile. Il se mit à analyser ce drôle de tableau tout en se grattant la tête, totalement confus. Il n'était plus du tout agité vis-à-vis de cette trouvaille, ce qui lui permit de se concentrer, de réfléchir à cette bizarrerie qui le troublait quelque peu. Fort heureusement, sa Maman n'était pas très loin.

Elle était dans la cuisine, occupée à faire les toasts pour l'apéritif de la grande fête.

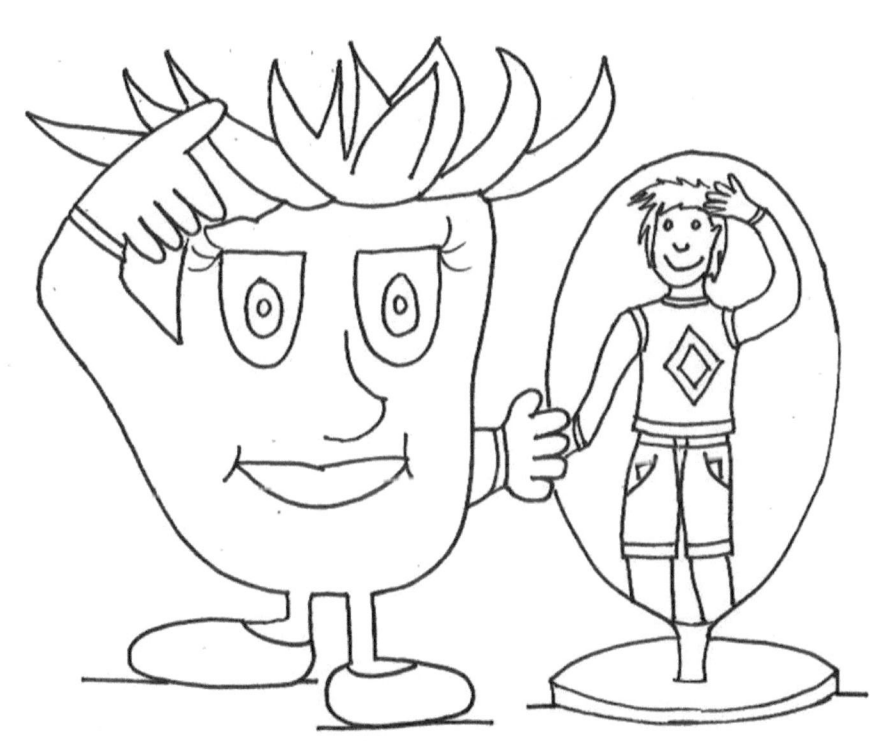

CHAPITRE I - LE CŒUR ET LES SECRETS

— Maman… Maman… MAMAN… MAMAN !
— Oui Valentin, ne crie pas, je suis là, juste à côté.
— Maman, je suis quoi, moi ?
— Tu es Valentin ! Que t'arrive-t-il ? Je te ressens tout inquiet.
— C'est moi, là ? Demanda Valentin.
— Oui, lui répondit sa Maman, c'est toi dans le miroir, c'est ton apparence qui se reflète.

Sa Maman semblait pressée au vu de la journée qui s'annonçait.
— Mon apparence ? Explique-moi ! Lui demande-t-il.

Sa Maman avait compris qu'il aurait besoin de réponses à cet instant précis. Elle ne pourrait continuer son activité pour le moment. Elle enleva donc son tablier de cuisine délicatement, le posa sur la chaise, puis le regarda avec bienveillance. Elle reprit avec calme et douceur :
— Valentin, tu es un être humain composé en partie d'une tête et d'un corps. Ta tête te permet de penser, de réfléchir, d'imaginer, d'avoir des idées… mais également d'inventer et de prendre des décisions. Ton corps, lui, te permet de mettre en action tes idées, de faire plein d'activités comme jouer, créer, construire.

Il y a aussi, à l'intérieur de toi, un **Cœur Émotionnel** qui te révèle ce que tu ressens seulement si tu l'écoutes.

— Un cœur ? interrompt Valentin avec agacement. Mais Maman, je ne le vois pas ! Je ne peux pas l'écouter le cœur ! Et puis regarde ! Tu le vois toi ? Il est où ? Montre-moi !

— Oui Valentin, tu as raison, mais ce n'est pas parce que nous ne le voyons pas qu'il n'existe pas. D'ailleurs dans ton cœur, il y a ce que nous appelons « **les Émotions** ».

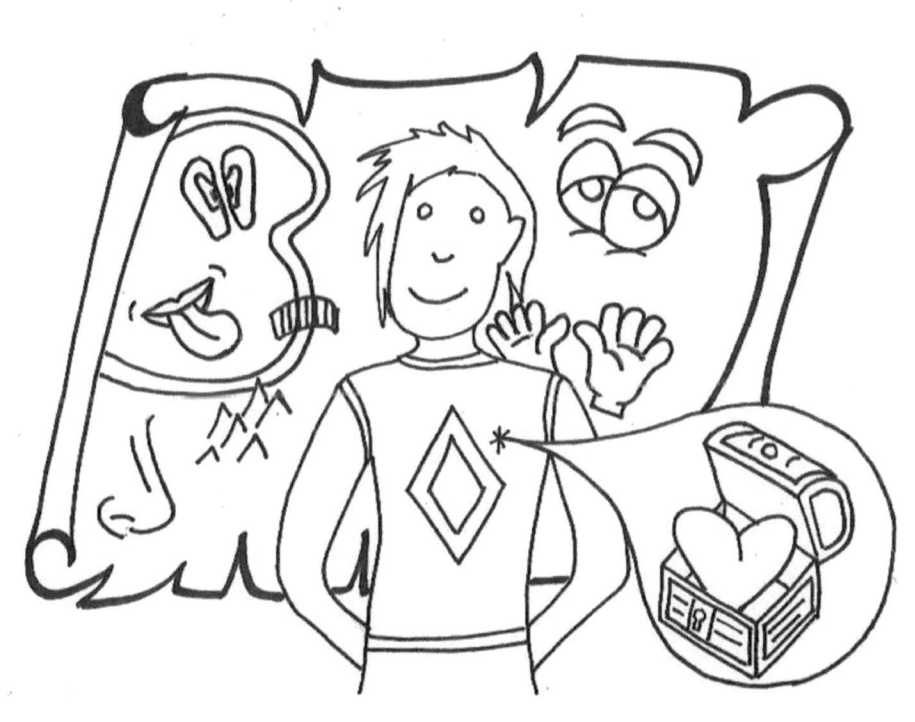

CHAPITRE II - LES ÉMOTIONS

— Les émotions ? Mais c'est quoi ça ? Pourquoi je les vois pas ? Tu les vois toi, Maman ? Et puis c'est pas vrai ! Je ne te crois pas ! Ça n'existe pas !

Valentin, furieux, se mit aussitôt à bouder étant persuadé que sa Maman se moquait de lui.

Ses réactions inattendues étaient dues à la susceptibilité qu'il pouvait avoir par moments.

— Ne te fâche pas Valentin, je vais t'expliquer si tu veux.

— Mmmm, ouais, répondit-il d'un air ronchon, presque insolent.

— Quand je suis au calme, expliqua sa Maman, je peux entendre mon cœur qui me dit des secrets qui n'appartiennent qu'à moi.

— Des secrets ? Répondit Valentin avec de grands yeux pleins d'émerveillement.

— Oui des secrets. Toi aussi tu peux entendre les tiens. Pour cela, tu as besoin d'être à l'écoute de ton cœur.

— Oui je veux Maman ! S'exclama-t-il.

Valentin se tenait à nouveau droit comme un piquet, calme et attentif comme une grenouille.

— Valentin, dit-elle avec un sourire, le cœur nous dit des secrets que nous nommons… elle s'arrêta quelques secondes… chuchotant…

— **Les émotions.**

— Les émotions ! soupira Valentin spontanément.

— Oui, c'est bien ça !

— Elles font quoi les émotions ? demanda Valentin surpris.

— Déjà, pour commencer, elles prennent naissance grâce à un ou plusieurs de tes cinq sens :

- la vue, pour ce que tu vois, grâce à tes yeux,
- l'ouïe, ce que tu entends à l'aide de tes oreilles,
- l'odorat, ce que tu sens grâce à ton nez
- le toucher, pour ce que tu touches avec tes mains, tes pieds…
- le goût, ce que tu manges au moyen de ta bouche ainsi que de ta langue.

Tu comprends Valentin ? questionna sa Maman.

— Oui ! lui répondit-il tout trépignant. Continue Maman !

— Toutes ces informations, par les sens, s'en vont dans ta tête où se crée ainsi la pensée. La pensée, c'est… IMAGINE… comme quand tu fais des bulles de savon. La première bulle apparaît de manière très subtile puis, tout d'un coup, elles arrivent toutes, les unes après les autres, sans interruption, elles s'envolent et éclatent.

Que nous soyons attentifs ou pas, la pensée envoie au cœur plein d'idées, d'envies, d'images, de besoins…

Nous sommes ce que nous ressentons à l'intérieur de nous. C'est un processus qui permet aux émotions de devenir comme « le capitaine » de ton corps et de tes actions.

Tu es unique Valentin, en grandissant tu comprendras que tu écoutes ta raison, ton cœur et que, par conséquent, ce sera à toi de choisir. C'est grâce à cela que tu pourras te sentir épanoui et heureux.

— Et l'émotion c'est comment alors ? redemanda Valentin confus.

— L'émotion, c'est comme une couleur qui, une fois réveillée à l'intérieur de toi, exprime un message puis repart. Elle ne reste pas très longtemps.

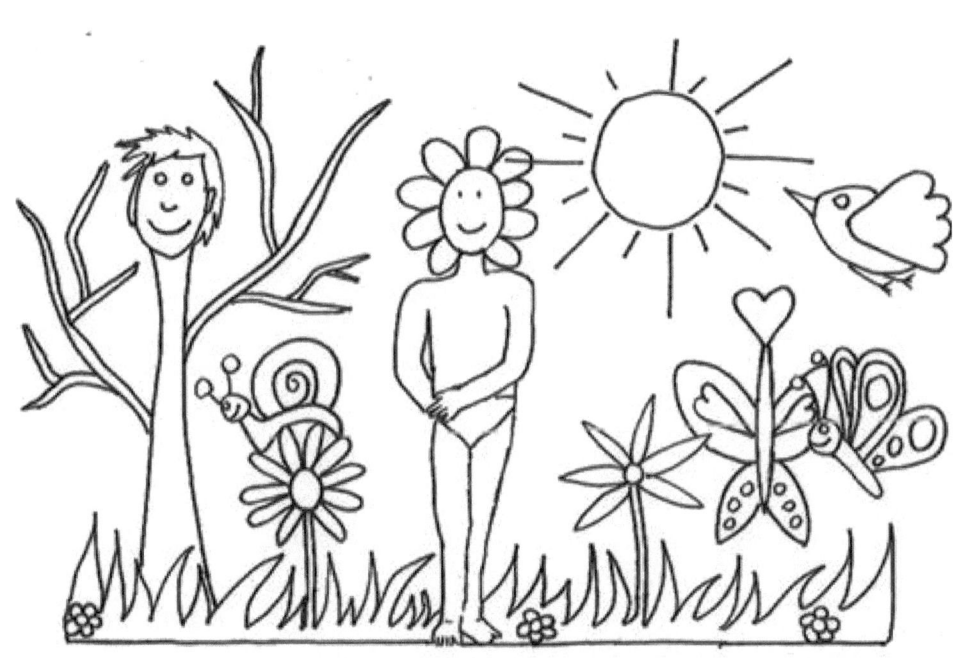

LA JOIE

— Pendant que l'émotion de joie se promène dans ton corps, tu peux te sentir extrêmement bien puisqu'elle est comme ta couleur préférée, comme quand tu joues aux Playmobil avec Hugo. Quelle couleur choisis-tu pour exprimer ce plaisir ? lui demanda sa Maman.

— Le bleu, répondit Valentin spontanément.

— Très bien, le bleu pour la joie.

— Oui, oui, oui, d'accord, mais et alors ? demanda Valentin en tressautant, tout émoustillé.

Sa Maman se mit à rire puis lui dit :

— Le besoin qui se cache derrière la joie est le partage. L'envie d'exprimer un bonheur, une satisfaction intense et de la communiquer à la Terre entière.

— C'est comme une fête alors ?

— Oui, comme pour les anniversaires, Noël... C'est un temps qui permet de savourer un moment de plaisir avec, par exemple, ton cousin Quentin, ta famille, tes ami(e)s. C'est pétillant et léger.

Dans ton corps tu peux éprouver comme des chatouilles, des frissons, des papillons qui batifolent dans ton ventre et qui te donnent le sourire. Tu peux avoir envie de rire, de chanter, de jouer, de danser, de faire des bisous, des câlins… et même d'être tellement ému que tu en pleures de joie. Je me souviens quand tu as reçu la PS4 à Noël, tu étais si heureux, depuis le temps que tu la demandais, que tu en as eu les larmes aux yeux et… nous aussi.

Cette émotion est vive, généreuse, légère, elle procure de l'émerveillement et du plaisir devant la beauté de la nature, des oiseaux, des fleurs… elle se transforme en une belle énergie. D'ailleurs, Valentin, c'est bientôt l'heure de la fête de Mamie Amélie. Je pourrais, peut-être, achever de m'occuper des derniers toasts. Tu veux bien finir de te préparer ?

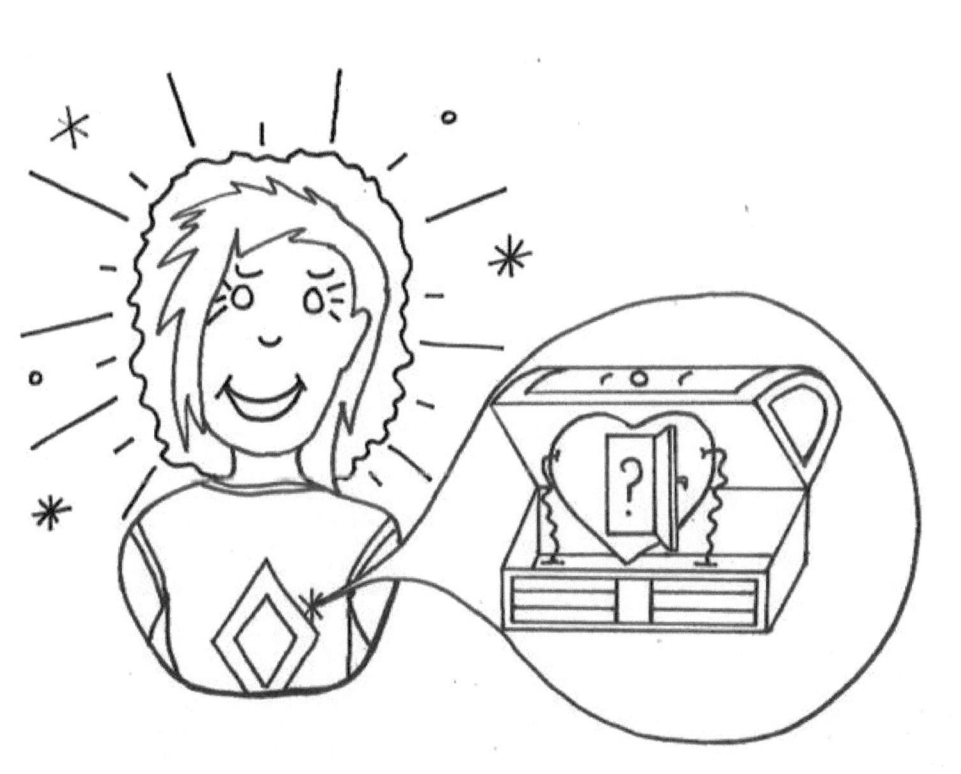

LA COLÈRE

— Que ressens-tu, là, maintenant ? Sa Maman se tenait face à lui avec beaucoup de sérénité.

Valentin ferma les yeux avec vivacité tout en crispant son visage, son nez.

— J'entends rien ! dit-il dans les dix secondes qui suivirent, tout en criant, en rouvrant les yeux en grand. C'est nul ! Ça marche pas ! En plus, je ne veux pas qu'elle vienne l'émotion !

— Pourtant, dit sa Maman toujours aussi calmement, moi j'entends une émotion chez toi. Que ressens-tu Valentin ? redemanda-t-elle calmement.

— Rien ! répondit-il encore plus fort.

— Tu sembles mécontent, d'ailleurs tu ne parles pas, tu cries, Valentin, dit sa Maman d'une voix toujours aussi rassurante.

— Oui c'est nul ! s'exclama-t-il en criant de plus belle.

Sa Maman laissa un petit moment de silence avant de lui poser une autre question.

— Peux-tu me dire ce que tu trouves si nul ?

— Ton secret des émotions, il ne me plaît pas !

— Je comprends, Valentin. Là, à cet instant, tu as particulièrement une émotion que nous appelons la colère.

C'est alors que Valentin, d'un air encore plus vexé et furieux, s'en alla précipitamment dans le jardin pour taper dans son ballon de foot avec une rage si violente que Câline, la chienne, se cacha dans sa niche.

Au bout d'un petit moment, Valentin vint rejoindre sa maman tout penaud.

— Ce n'est rien, Valentin, tu étais agacé et tu ne me croyais pas, quelle couleur choisis-tu pour exprimer ce que tu as ressenti ?

— Le ROUGE, s'exclama-t-il fièrement.

— Voilà, c'est très bien ! les émotions peuvent donc avoir différentes couleurs. Certaines peuvent avoir une coloration bien moins drôle, voire désagréable, au point de te faire perdre ton si joli sourire. La situation que tu viens juste de vivre était contrariante et l'émotion, présente dans ton corps en mouvement, cherchait simplement la sortie afin de se libérer à l'extérieur. Finalement cela a duré très peu de temps.

Ce qu'il est important de savoir est que tu es le seul à pouvoir les ressentir à l'intérieur de ton corps. Elles ont un langage différent pour chacun de nous. Elles peuvent provoquer des douleurs, des chatouilles, des papillons dans le ventre, des tensions, des frissons, la chair de poule, une boule dans la gorge... Elles peuvent également te pousser à rire aux éclats, à chanter, à crier, à hurler très fort, mais aussi comme tu l'as déjà vécu faire couler des larmes sur tes petites joues.

Les émotions peuvent répondre à un besoin.

— C'est quoi alors le besoin de la colère ? demanda Valentin à nouveau curieux de comprendre.

— Valentin, avant tout, il est intéressant de savoir pourquoi nous la ressentons. Rappelle-toi, tout à l'heure, tu étais en colère parce que tu trouvais le secret nul. Mon explication ne te plaisait pas, tu voulais une autre histoire, certainement plus captivante. Parfois, dans la vie, tu apprendras des choses qui ne sont pas toujours drôles et fascinantes. La colère justement est une émotion qui se ressent comme...

Sa Maman s'arrêta net de parler et observa Valentin puis reprit :

— Par exemple, si ton copain Marc rentre dans ta cabane sans ton autorisation... s'il te prend tes jouets... s'il s'amuse à te bousculer pour rire... tout cela va certainement te mettre de mauvaise humeur, non ?

— Il n'a pas le droit ! c'est MA cabane ! Et MES jouets, ce sont MES jouets ! rouspéta Valentin le visage hargneux.

— Voilà ! Là, justement, le besoin est d'être respecté tel que tu es, que ce soit ta cabane, tes jouets, tes idées, tes valeurs... mais aussi ton corps, tel que tu existes. Bien souvent, la colère exprime quelque chose qui ne te satisfait pas et/ou ne te plaît pas.

Le respect est donc un besoin essentiel, nécessaire qui doit s'articuler à l'intérieur de toi ainsi que par toutes les personnes qui se trouvent autour de toi, même les adultes.

— Alors qu'est-ce que je peux faire ? dit Valentin.

— Tu peux écouter ton cœur et prêter tes jouets pour partager un moment de jeu, si tu as envie. Mais tu peux aussi mettre ce que nous appelons des limites, pour cela tu as le droit de dire « NON » quand cela t'appartient, que tu ne veux pas prêter tes affaires ou simplement si tu n'as pas envie de faire quelque chose qui ne te plaît pas.

Tu peux l'exprimer avec une phrase telle que : « Tu n'as pas le droit de me faire du mal », quand Franck, par exemple, t'énerve à te taper sur l'épaule tout le temps pour s'amuser.

Il y a bien sûr plein d'autres limites qui te permettront de te respecter et de te faire respecter. Si ce besoin n'est pas honoré, tu pourras connaître, dans ton corps, ton dragon intérieur.

Celui-ci prend beaucoup de place à mesure que la colère monte en toi. Il pourra devenir si gros qu'il essaiera par tous les moyens de sortir par ta bouche avec des rugissements, des insultes… par tes pieds, tes mains pour taper et tout casser. Cependant, il est interdit, quand l'émotion de colère est très forte, de te faire du mal ou de faire du mal aux personnes autour de toi. L'énergie de colère est impressionnante, mais finalement elle est comme une amie qui demande à être apprivoisée. Tu pourrais en avoir peur, mais je t'accompagnerai à ce moment-là. Je te proposerai, par exemple de taper, de crier dans un coussin « spécial colère ».

— J'ai le droit de dire NON !! dit-il le visage enchanté en gigotant tel un danseur de hip-hop.

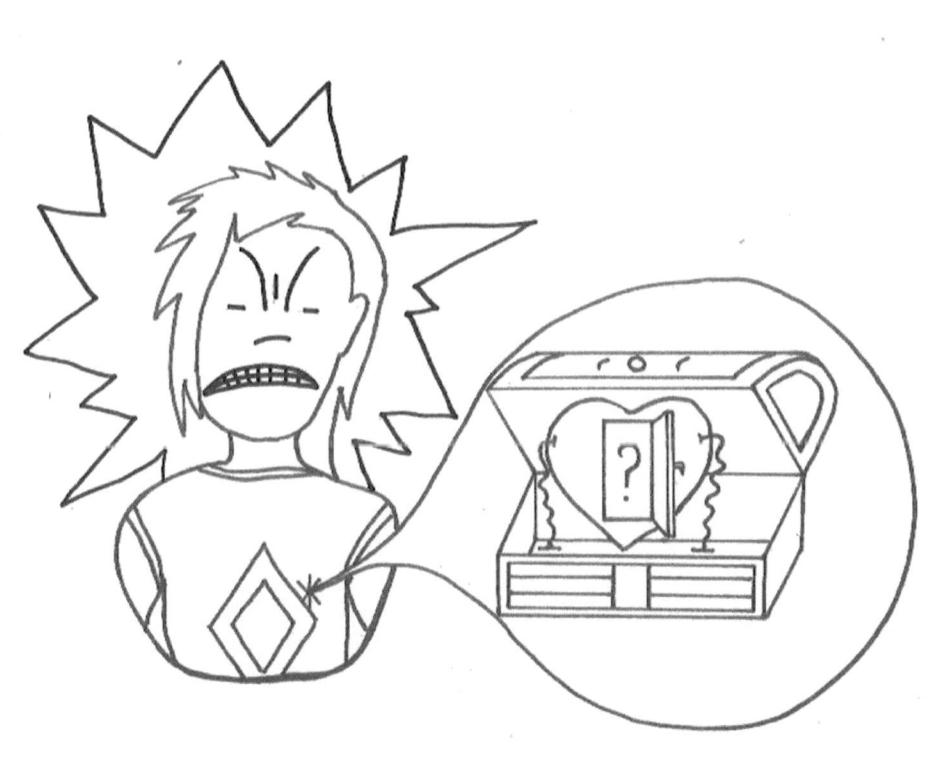

LA PEUR

— Mais dis, Maman, c'est quoi alors le besoin caché dans mon cœur quand j'ai peur ?

— La peur, elle se manifeste quand tu ne te sens pas en sécurité. C'est comme si tu ressentais dans ton corps une tension très forte, des tremblements. Les sensations peuvent même être désagréables. La peur referme, contracte et peut crisper entièrement ton corps. Elle empêche, certaines fois, tes muscles de bouger, jusqu'à même bloquer ta respiration, comme quand tu es en apnée sous l'eau. Tu te souviens le jour où nous avons fait une balade à vélo, dans le lotissement juste derrière la maison et que le gros chien noir aboyait derrière le portail ? Tu avais peur de lui parce que son comportement était agressif.

— Oui, j'ai pédalé aussi vite que l'éclair pour m'enfuir, se rappela Valentin avec de l'appréhension et des yeux bien ronds.

— Voilà, c'est exact, tu as fui le danger. Derrière cette peur se cachait ton besoin de te mettre en sécurité, lui répondit sa Maman.

— C'est ça alors que je dois faire Maman ?

— Oui, c'est exactement ça, tu peux aussi en parler à un adulte afin qu'il te protège quand le danger est moins présent. Par exemple, quand tu nous as dit l'année dernière que tu avais peur du noir la nuit, nous avons mis, avec Papa, une veilleuse dans ta chambre et tu t'es rendormi paisiblement.

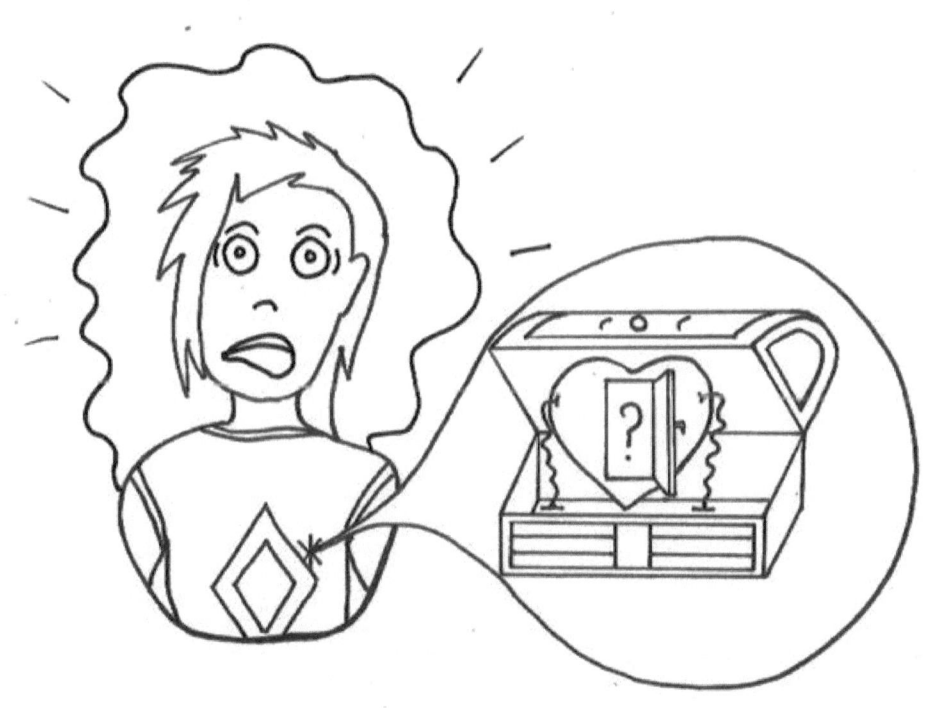

LA TRISTESSE

— Rappelle-toi, l'été dernier, quand tu as perdu ta petite voiture jaune, tu as pleuré toute la journée, c'était l'émotion de tristesse.

— Oui, je me souviens ! Et qu'est-ce qu'il se cache dans mon cœur quand j'ai de la tristesse ? questionna Valentin avec grand intérêt et plaisir.

— Je vois que tu as envie de comprendre les émotions, dit sa Maman avec enthousiasme, le visage lumineux. Elle avait le sourire au coin des lèvres. Il se cache ton besoin d'être consolé, d'être cajolé en étant pris dans nos bras. La tristesse est une émotion que nous ressentons lors d'une séparation.

Te souviens-tu du jour où tu as perdu « Didi », ton Doudou, dans le magasin ?

— Oui, j'ai cru que jamais je ne le reverrais, je me rappelle avoir beaucoup pleuré, dit-il le visage assombri.

— Oui, tu as pleuré toutes les larmes de ton cœur jusqu'à ce que, fort heureusement, nous le retrouvions. C'était un grand soulagement, mais certaines fois, tu ne retrouveras pas ce qui te rend triste et tu auras le droit de beaucoup pleurer. C'est important d'ailleurs que tu l'exprimes à Papa, à moi ou à l'adulte qui s'occupe de toi. L'essentiel est que nous soyons présents, près de toi dans ta souffrance et que nous puissions te faire un gros câlin. Ensuite, tu pourras accepter cette tristesse et dire au revoir à la chose ou la personne dont tu es séparé, comme quand Papi Alain nous a quittés.

— Oui, il était trop gentil avec moi.

— Rappelle-toi, nous en avons parlé énormément. C'était un grand vide pour toi de ne plus le voir, il te manquait comme une partie de toi. Tu me disais que tu avais mal à la gorge tellement tu pleurais, puis avec le temps ton cœur s'est allégé. Maintenant, quand tu repenses à lui, tu ne pleures plus. Il est et restera toujours dans notre cœur.

C'est important de parler de la tristesse et d'être accompagné, parce que c'est une émotion qui peut nous isoler des autres.

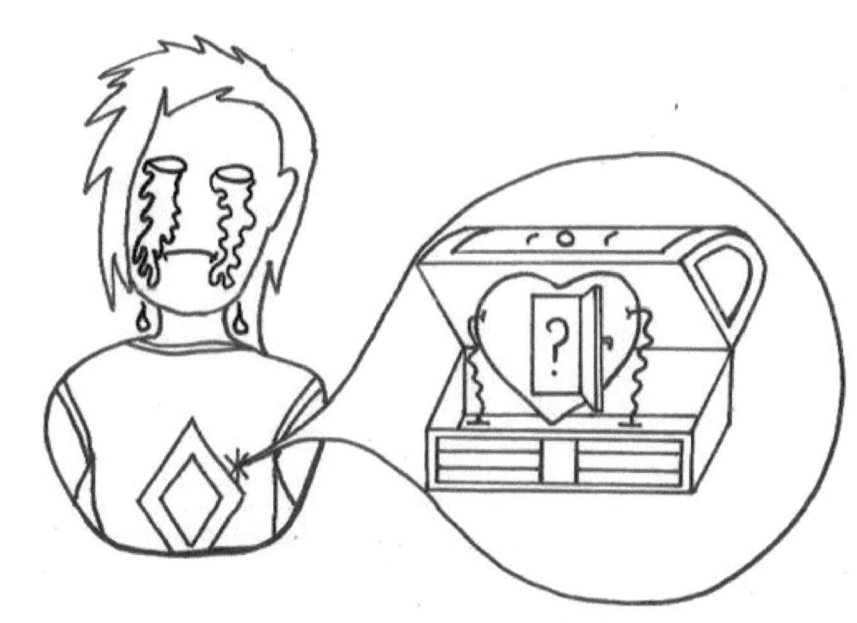

— Maman, j'ai compris ! Tu veux dire qu'il se passe tout plein de choses très étranges dans mon corps que je ne vois pas ! Mais comment je fais pour aller voir mes émotions alors ? S'il te plaît, dis-le-moi !

— Attends, répondit sa Maman en s'asseyant sur le bord du lit, qui se trouvait à moins d'un mètre du dressing où se tenait toujours Valentin. Oui, il se passe plein de « choses » dans ton corps et il y a effectivement un chemin pour aller ressentir tes émotions.

Le chemin, c'est … elle hésita puis finit par reprendre :
Pour cela, tu pourrais commencer par te poser, t'asseoir, par exemple, au lieu de t'agiter et faire le silence. Le chemin c'est finalement de s'arrêter, de se mettre au repos, de se détendre et de ne plus parler afin d'entendre le silence à l'intérieur de toi. Il est important d'écouter tes besoins, ressentir les sensations de ton corps... pour te connecter à l'émotion. D'ailleurs, je te conseille de fermer les yeux et de poser tes mains sur le cœur, celui-ci étant la source de toutes les émotions. L'agitation permanente empêche toute connexion à celles-ci. Bien souvent elle vient cacher la peur de ressentir et ce, tout simplement parce que certaines personnes n'ont pas appris à les accueillir.

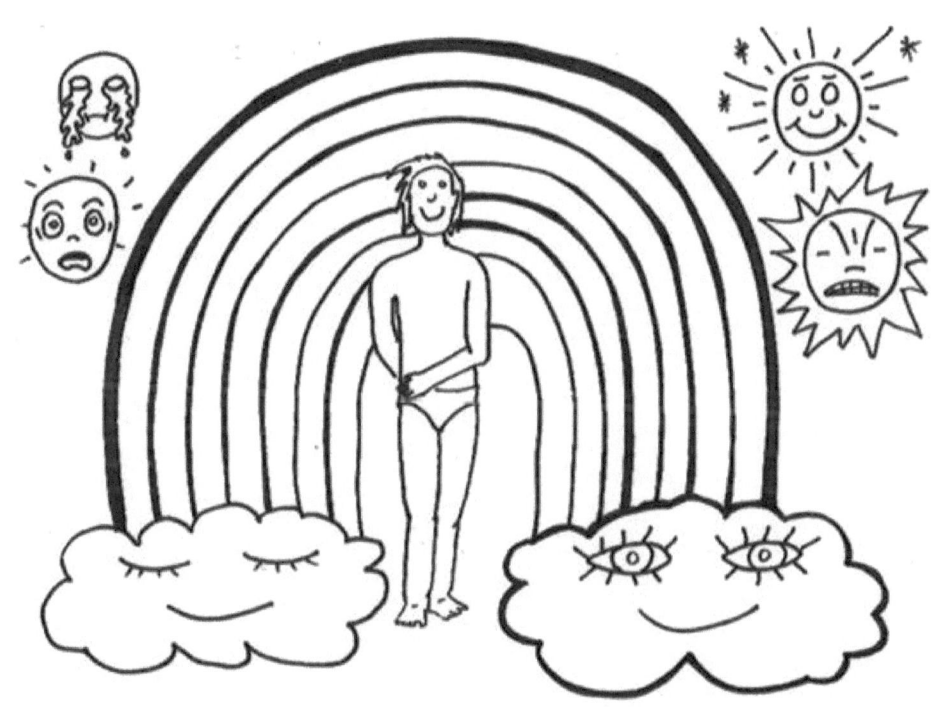

EXPLICATIONS VISUELLES

— Valentin, j'aimerais que tu comprennes que toutes les émotions sont importantes. Personne ne peut te dire qu'il est impossible de les ressentir ! Elles existent et sont comme un trésor qui se trouve à l'intérieur de nous grâce à nos sensations. Elles sont nécessaires au bon fonctionnement de notre corps et de notre santé. Les émotions viennent juste te dire ce dont tu as besoin. Ce sont comme des amies précieuses. Je viens de te les décrire (les quatre essentielles), mais sache qu'il y en a plein d'autres. Pour cela, si tu veux, tu peux colorier, dessiner sur les petits bonshommes du livre. Tu pourras voir les traits de leurs visages, de leurs yeux, de leurs bouches et même écrire tes pensées, idées... si tu le souhaites.

— Oui, génial ! écrire et dessiner sur le livre, j'ai le droit ! Je crois que c'est l'émotion de joie là... dit-il en sautant.

— Oui, mais attention c'est seulement sur CE livre, lui répondit-elle en riant.

Valentin attrapa sa trousse de feutres et de stylos et une feuille qui était toujours à portée de main, sur la table de nuit, au cas où, et gribouilla. Elle aimait beaucoup expliquer les choses à Valentin avec des dessins, des petits schémas...

— Regarde les expressions du visage. Elles donnent des informations et nous permettent de décrire l'émotion en question.

Là, par exemple, observe ces deux bonshommes. Est-ce que tu les trouves identiques ? lui demanda sa Maman.

— Non, ils n'ont pas la même bouche. Celui-ci avec des piques tout autour, il est en colère alors que celui avec des étoiles est tout joyeux.

— Oui, Valentin, ils ne sont pas pareils et expriment des émotions différentes. Les piques du bonhomme colère prennent beaucoup d'espace, de place autour de son visage, comme toi, tout à l'heure, quand tu es parti dans le jardin exprimer ton désaccord en tapant dans le ballon.

C'est à l'intérieur de ton cœur. Si tu acceptes de l'ouvrir, tu pourras ressentir tes émotions telles que colère, peur, tristesse, joie... et c'est derrière chacune d'elles que se cachent tes besoins importants.

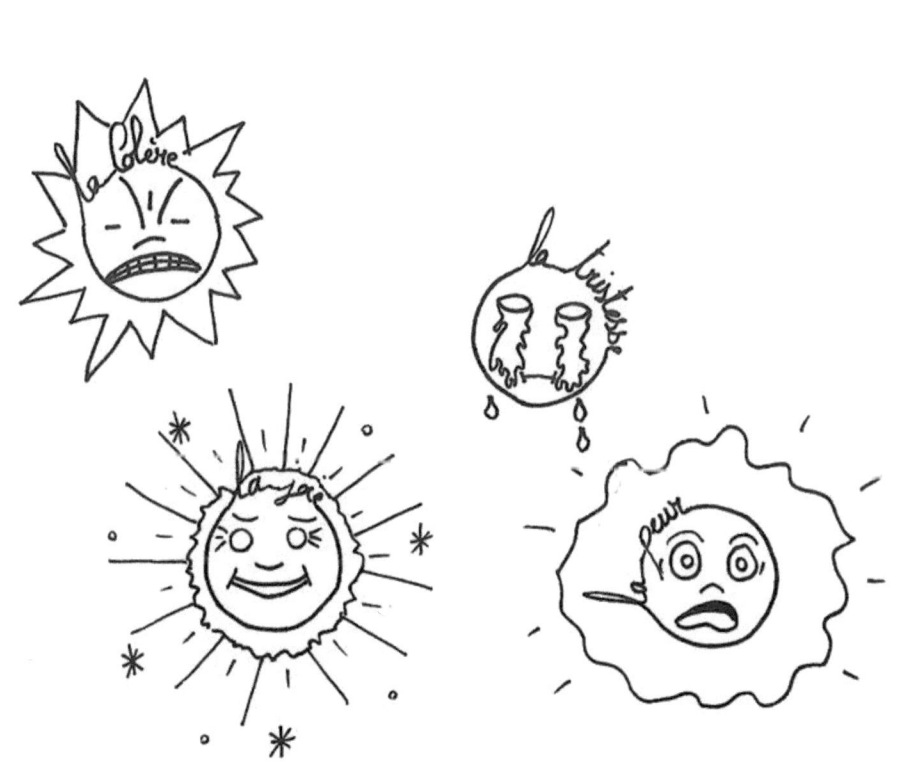

— Oui, mais si je n'écoute pas l'émotion, Maman, elle va faire quoi ? Questionna Valentin.

— C'est effectivement une très bonne question.

Sa Maman réfléchit un bref moment à ce qu'elle pouvait lui répondre puis ajouta …

— Je te dirai qu'elle va grossir, grossir… dans ton cœur, dans ton corps afin que tu puisses l'entendre, la ressentir, l'exprimer et la libérer. Ceci de manière à revenir à un état plus calme et serein.

Tu auras donc besoin d'écouter l'émotion qui fait plus de bruit, de sensations à force de prendre de l'ampleur à l'intérieur de toi. Mais… si, malgré tout, tu fermes ton cœur en contenant très, très fort toutes les émotions dans le coffre pour ne pas les entendre alors…

Elle cessa de parler pour examiner intérieurement sa réponse, puis elle dit…

— Elles finiront par se cacher encore plus loin dans ton cœur et tu seras moins libre, moins créatif, moins joyeux et spontané. Il est important de savoir que, de toute façon, elles reviendront tôt ou tard, bien plus puissantes, en vue d'être écoutées à un moment où à un autre. Ce sera certainement très désagréable, car les émotions contenues créent des sentiments inconfortables (douleurs, mal-être, grande tristesse…). Ce n'est peut-être pas évident à expliquer. As-tu compris Valentin ?

— Ha oui, Maman ! Les émotions sont un mystère avec plein de secrets. Je suis comme un pirate ! J'ai le droit d'avoir des joies, des colères, des tristesses et des peurs pour être en bonne santé. C'est bien ça ?

— Oui, Valentin tu as le droit d'en avoir, de les exprimer, car c'est à ce moment-là que tu ouvres ton cœur. Elles font partie de toi, elles sont à toi et rien qu'à toi, et tu as le droit de les partager. C'est important que toute ta vie tu restes connecté à ton cœur, à tes émotions qui sont ton trésor. Avoir des émotions, lui dit elle, c'est être vivant, elles nous connectent à l'amour de soi et des autres.

Eh oui, c'est vrai ! tu es le Pirate qui recherche le coffre aux émotions. Lui dit-elle, une petite larme de joie dans ses yeux, émerveillée devant son enfant épanoui et plein de joie.

— À l'abordage !

Il grimpa sur le lit, se mit à sauter plusieurs fois, puisfit un énorme bond sur le sol . Il cria :

— Maman, je crois que j'aime Mes Émotions aussi fort que je vous aime, toi et Papa.

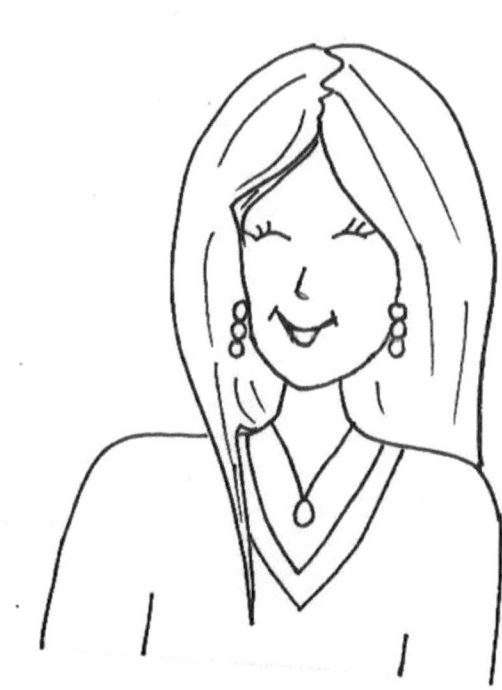

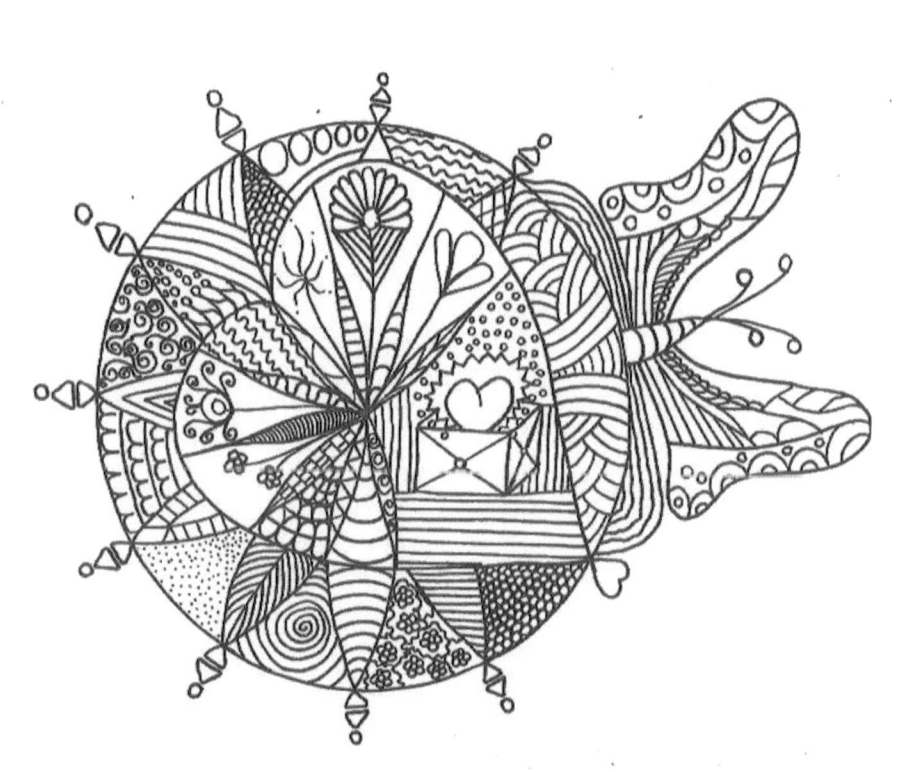

« Prenez bien soin de vos émotions et de celles de vos enfants »

« Les émotions sont le trait d'union entre le corps et l'esprit »
Christophe André

« Exprimer ses émotions, c'est comme enlever les nuages noirs devant le soleil pour laisser pousser les fleurs. »
Tanya Sénécal

« Sans émotions, il est impossible de transformer les ténèbres en lumière et l'apathie en mouvement ».
Carl Gustav Jung

Méditation pour les enfants avec leurs parents :
« Calme et attentif comme une grenouille » Eline Snel

Lettre d'une Maman à son adolescent

Je t'écris cette lettre pour t'exprimer ce que j'observe et ce que je ressens.

Tu es un adolescent mature, responsable...je vois même un adulte largement capable de s'occuper de lui, c'est vrai.

Mais je ressens bien aussi un état anxieux en ce moment même si tu caches très bien ta sensibilité, tes émotions, tes angoisses...

Tu n'exprimes aucune émotion... tu ne parles pas... c'est vrai, c'est ton droit... je le respecte mais je m'inquiète pour toi.

Nous avons tous des émotions et les émotions sont La Vie.

Refouler profondément ce que nous, humains, ressentons (que ce soit les joies, colères, peines, peurs...) fatigue extrêmement nos organes, notre corps, notre système immunitaire et notre esprit.

Nous avons tous le droit d'exprimer notre vérité ! Je t'invite et t'encourage à le faire... à une personne en qui tu peux avoir confiance. C'est important de lâcher...

Tu sais que d'aller chercher en permanence une agitation (peu importe laquelle ...), en pensant que cela va te rassurer, fait au contraire fuir la réalité de la vie.

La vie est en toi ! Pas à l'extérieur ! Vis ! Choisis de vivre toi dans l'instant présent. Vis la vie avec ton corps, expérimentes... fais du sport... écris...

Toute addiction ou agitation vient exprimer un message. Chaque comportement est une forme de parole.

Si tu « t'anesthésies » de tes émotions, tes envies, tes besoins réels, tes plaisirs... Tu risques d'alimenter, de nourrir des peurs et angoisses en toi que tu pourrais certainement refouler aussi...

Tu as une grande force, ta sensibilité et ton intelligence émotionnelle. Elles t'aideront à évoluer et à mûrir afin de ressentir un mieux-être intérieur, même dans les difficultés. Cette force t'aidera également à transformer les épreuves dans ta vie de tous les jours avec tes ami(e)s, dans tes études, ton futur travail et ta vie familiale...

Connecte-toi au plaisir, à la joie... explose de rire ! Danse ! Tu as l'autorisation de vivre dans le plaisir... c'est ça la vie ! Libère l'émotion qui n'est finalement qu'une énergie qui demande à sortir dans le moment présent.

Je t'aime

Maman

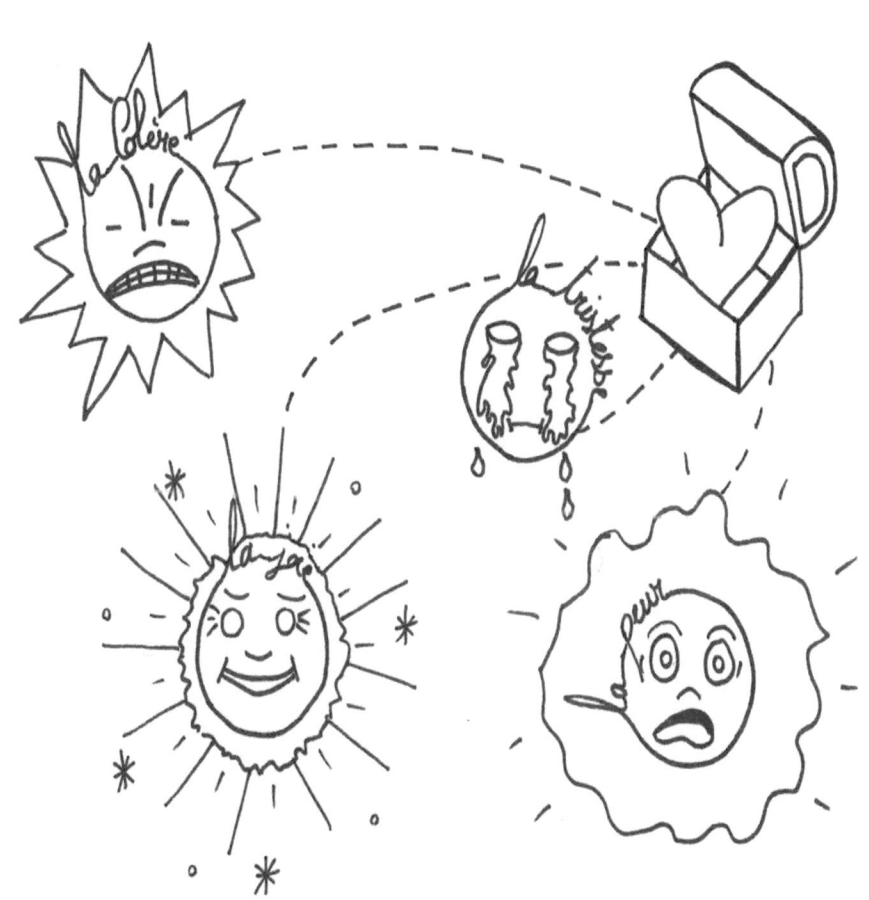

TABLE DES MATIÈRES

CHAPITRE I - LE CŒUR ET LES SECRETS 17

CHAPITRE II - LES ÉMOTIONS 21

    LA JOIE 27

    LA COLÈRE 31

    LA PEUR 37

    LA TRISTESSE 41

EXPLICATIONS VISUELLES 49

Lettre d'une Maman à son adolescent 61

Texte et illustrations de Albane Alard

Loi n°49-956 du 16 juillet 1949 sur les publications destinées à la jeunesse, modifiée par la loi n°2011-525 du 17 mai 2011.